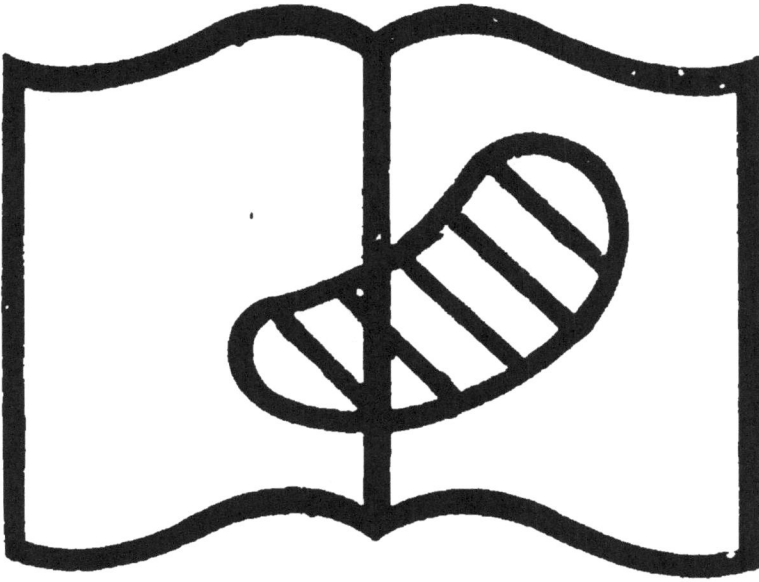

I0070335

Illisibilité partielle

VALABLE POUR TOUT OU PARTIE DU
DOCUMENT REPRODUIT

LONGÉVITÉ

DANS

LA VILLE DE BORDEAUX

OU

MORTALITÉ APRÈS SOIXANTE ANS

PAR

LE Dr MARMISSE

Membre correspondant de la Société de Statistique de Marseille.

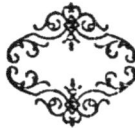

BORDEAUX

FERET, LIBRAIRE, COURS DE L'INTENDANCE, 15

1865

MÉMOIRES DU MÊME AUTEUR

Essai analytique de Statistique mortuaire pour la ville de Bordeaux [1].

Mortalité dans Bordeaux.

Éphémérides mortuaires de Bordeaux.

Mortalité des Enfants au dessous de deux ans dans Bordeaux.

Recherches statistiques sur les maisons de Bordeaux, au point de vue de l'hygiène publique.

[1] Extrait de la séance de l'Académie impériale de Médecine,
du 11 novembre 1862.

Statistique mortuaire. — M. Vernois lit un Rapport officiel sur un volume intitulé : *Essai analytique de Statistique mortuaire pour la ville de Bordeaux*, et sur un travail manuscrit ayant pour titre : *Mortalité par affection diphthéritique dans la même ville*, par M. le Dr Marmisse, en réponse à une demande de M. le ministre de l'Agriculture et du Commerce.

Le travail que M. Marmisse a fait parvenir à M. le ministre est un *Essai analytique de Statistique mortuaire de la ville de Bordeaux*, expliquant les causes naturelles, accidentelles et morbides des décès, avec les influences générales qui les régissent (âge, sexe, misère, aisance, mois, saisons, professions, etc.

La notice manuscrite sur la *Mortalité par affection diphthéritique (angine et croup) dans la ville de Bordeaux*, pendant les années 1858, 1859, 1860 et 1861, n'est, pour ainsi dire, qu'un chapitre plus détaillé de la statistique mortuaire. Elle donne une idée exacte de la constitution médicale de cette ville, par rapport à l'angine couenneuse et au croup.

Les travaux que M. le docteur Marmisse a soumis à l'Académie, dit M. le rapporteur en se résumant, portent le cachet d'un esprit sérieux et intelligent ; l'objet dont ils s'occupent est, pour ainsi dire, à l'ordre du jour, et ils méritent d'être encouragés. Il propose de répondre au ministre que l'Académie a examiné ces Mémoires avec l'intérêt dont ils étaient dignes, en a ordonné le dépôt dans ses archives, et a décidé qu'une lettre de remerciements serait adressée à l'auteur. *(Adopté.)*

Bordeaux, imprimerie Lavertujon, rue des Treilles, 7.

LONGÉVITÉ

j12.

DANS

LA VILLE DE BORDEAUX

OU

MORTALITÉ APRÈS SOIXANTE ANS

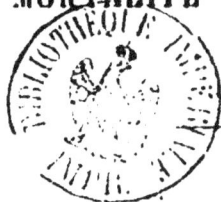

——— ►►►►| |◄◄◄◄ ———

Moyens divers d'apprécier la longévité.

On comprend l'importance qu'il y aurait à pouvoir préciser, pour chaque individu en particulier, son degré de longévité. Mais les données scientifiques sur lesquelles devrait se baser la construction d'un pareil dynamomètre sont encore loin d'avoir, chacune prise isolément, une valeur suffisante, même pour une simple approximation! D'abord, il y a une impossibilité absolue à se prononcer sur les causes purement fortuites et accidentelles, qui, en dehors de toute maladie, peuvent interrompre directement la carrière vitale d'un individu. De plus, peut-on graduer l'influence salutaire ou nuisible des conditions hygiéniques matérielles et morales auxquelles il sera soumis volontairement ou contre son gré, dans les péripéties de l'existence? Pour revenir à l'individu lui-même, nul physiologiste n'est en état d'apprécier avec une rigueur tant soit peu exacte les forces ra-

dicales et natives qui sont dévolues à son organisme. Si en présence
de deux constitutions, l'une forte et robuste, l'autre fragile et grêle,
mais néanmoins exempte de tout vice radical sensible, le physiologiste se hasarde à prédire pour l'une une longue et pour l'autre une
courte existence, son oracle n'a tout au plus que la valeur d'une
probabilité d'un degré trop inférieur pour satisfaire l'esprit, et pour
suffire dans la pratique. Mille faits ne prouvent-ils pas que les
apparences de l'énergie ou de la faiblesse, au point de vue de
la résistance vitale, sont fréquemment trompeuses? C'est ainsi que
lorsque le chêne robuste et superbe est brisé par l'ouragan, à ses
pieds, le roseau faible et modeste ne fait que plier sans se rompre.
L'usure de la vie et de l'organisme est soumise à des influences
très variées, que l'individu peut à son gré modifier à l'infini, même
à l'insu de ceux qui l'observent le plus attentivement. De véritables
tempêtes peuvent surgir à tout instant au sein de son moral: tempêtes salutaires ou nuisibles, suivant qu'elles relèvent ou qu'elles
dépriment l'énergie vitale. L'observateur qui se borne à examiner
analytiquement un organisme en lui-même ne peut donc se fixer
d'une manière suffisamment approximative sur son degré de longévité ; il doit chercher ailleurs d'autres éléments d'appréciation
pour les grouper tous ensemble et les faire concourir à la solution
d'un problème aussi compliqué.

L'observateur se transportera donc au milieu des conditions qui
agissent le plus sur l'organisme en dehors de ses propriétés intrinsèques. Ces conditions sont le milieu héréditaire où est né l'individu,
et le milieu géographique et social où il se meut. L'influence héréditaire, à nos yeux, occupe le premier rang en importance, devant
tous les autres moyens d'investigation intrinsèques ou extrinsèques
au sujet. Quiconque a vu un bisaïeul peut espérer, s'il se trouve dans
les conditions normales ordinaires, vivre assez longtemps pour voir
un arrière-petit-fils, espérance d'autant plus fondée, que la longévité
sera plus fréquente dans sa famille. Par contre, quiconque n'a pu
voir un ascendant du deuxième degré peut désespérer de pouvoir
embrasser un rejeton du troisième, surtout si d'habitude la vie est
courte dans sa race. Ainsi, étant donnés deux rameaux sortis d'un
tronc différent, on peut, sans être téméraire, leur prédire des chan-
ces de longévité d'après celle de leur souche. Les familles peuvent
lire dans leur arbre généalogique une sérieuse probabilité d'existence plus ou moins prolongée pour chacun de leurs membres. —
A côté de l'élément héréditaire, nous placerons le double élément

géographique et social. N'est-il pas reconnu par la science que les centenaires sont rares dans certaines contrées, et relativement nombreux dans d'autres?... qu'on en découvre plus eu moins suivant telle
ou telle situation sociale?... On voit qu'il y a un avantage, et même un
besoin manifeste à ne point négliger le point de vue collectif dans
des recherches sur la longévité, c'est à dire à prendre un groupe
déterminé d'individus soumis aux mêmes conditions géographiques
et sociales, comme dans une nation, dans une cité. Les résultats
puisés à cette source spéciale, joints à l'élément héréditaire, puis à
l'étude intrinsèque du sujet lui-même, peuvent fournir un total pré-
cieux de données pour le calcul approximatif de la longévité d'un
individu.

Ces diverses considérations nous ont engagé à faire des recherches,
dans le sens collectif, sur la longévité des habitants de Bordeaux.
Nous prendrons tous les individus de la population qui ont dépassé
soixante ans; nous les mettrons en présence du groupe congénère
qui meurt annuellement au milieu d'eux, et nous étudierons l'influence qu'exercent sur cette relation mortuaire les causes générales : sexe, saison, misère, richesse, mariage, célibat, profession,
lieu de naissance, accidents, maladies.

La population bordelaise, qui est de 161,886 habitants, dont 74,047
pour le sexe masculin, et 87,839 pour le sexe féminin, contient un
groupe de 12,821 individus ayant dépassé 60 ans. Ce groupe a fourni
5,069 décès pendant les cinq ans de la période 1858-1862.

Les 12,821 vieillards vivants se distribuent dans les séries sui-
vantes :

Sexagénaires....	8,691 —	3,971 hommes. —	4,720 femmes.
Septuagénaires.	3,304 —	1,339 —	1,965 —
Octogénaires....	737 —	264 —	473 —
Nonagénaires...	86 —	27 —	59 —
Centenaires.....	3 —	1 —	2 —
Total........	12,821 —	5,602 hommes. —	7,219 femmes.

Au moyen de ce tableau, nous obtenons les résultats suivants :
Sur 10,000 habitants, 791 ont dépassé l'âge de 60 ans;
Sur 10,000 habitants du sexe masculin, 556 ont dépassé cet âge;

Sur 10,000 habitants du sexe féminin, 821 ont dépassé cet âge ;
Sur 10,000 habitants, 530 sont sexagénaires ;
Sur 10,000 habitants du sexe masculin, 536 sont sexagénaires ;
Sur 10,000 habitants du sexe féminin, 537 sont sexagénaires ;
Sur 10,000 habitants, 204 sont septuagénaires ;
Sur 10,000 habitants du sexe masculin, 180 sont septuagénaires ;
Sur 10,000 habitants du sexe féminin, 222 sont septuagénaires ;
Sur 10,000 habitants, 45 sont octogénaires ;
Sur 10,000 habitants du sexe masculin, 34 sont octogénaires ;
Sur 10,000 habitants du sexe féminin, 53 sont octogénaires ;
Sur 10,000 habitants, 5 sont nonagénaires ;
Sur 10,000 habitants du sexe masculin, 3 sont nonagénaires ;
Sur 10,000 habitants du sexe féminin, 6 sont nonagénaires.

Les centenaires sont trop peu nombreux pour qu'ils puissent se prêter à de pareilles recherches.

Divisons également en diverses séries les décès séniles qui surviennent annuellement au milieu de la population :

	Homm.	Femm.
Sexagénaires morts annuellement....	424 — 217 —	207
Septuagénaires —	375 — 162 —	213
Octogénaires —	189 — 89 —	100
Nonagénaires —	25 — 6 —	19
Centenaires —	1 — 0 —	1
TOTAL..............	1,014 — 474 —	540

Parmi les 12,821 vieillards bordelais, la mortalité annuelle est de 7.90 0/0.

Parmi les 5,602 vieillards du sexe masculin, la mortalité annuelle est de 8.46.

Parmi les 7,219 vieillards du sexe féminin, la mortalité est de 7.48.

Parmi les sexagénaires, la mortalité est de 4.64. Pour le sexe masculin, elle est de 5.46 ; pour le sexe féminin, de 4.38.

Parmi les septuagénaires, la mortalité est de 11.34. Pour le sexe masculin, elle est de 12.09 ; pour le sexe féminin, de 10.83.

Parmi les octogénaires, la mortalité est de 25.86. Pour le sexe masculin, elle est de 33.71 ; pour le sexe féminin, de 21.14.

Parmi les nonagénaires, la mortalité est de 29.06. Pour le sexe masculin, elle est de 22.26; pour le sexe féminin, elle est de 32.20. On voit que, dans toutes les séries, excepté dans la dernière, la longévité des femmes l'emporte sur celle des hommes.

Distribution mensuelle des décès séniles.

	Années					
	1858	1859	1860	1861	1862	TOTAL
	Décès	Décès	Décès	Décès	Décès	
Janvier.......	220	108	88	110	104	630
Février.......	90	94	119	98	77	478
Mars..........	81	121	128	91	104	525
Avril..........	75	68	104	82	88	417
Mai..........	77	67	72	98	68	382
Juin..........	55	56	75	72	73	331
Juillet........	53	80	65	67	81	346
Août..........	54	64	55	73	73	319
Septembre ..	57	59	62	78	63	319
Octobre......	62	63	66	71	67	329
Novembre ...	112	89	66	96	111	474
Décembre ...	89	121	69	85	133	519
TOTAL...	1,025	990	989	1,023	1,042	5,069

L'ordre mensuel, en allant du maximum au minimum, est le suivant :

Janvier, — Mars, — Décembre, — Février, — Novembre, — Avril, — Mai, — Juillet, — Juin, — Octobre, — Août—Septembre (ex-æquo).

La différence entre les deux extrêmes est presque du double :

Hiver (décembre, janvier, février).... 1,627 décès   32 à 33 0/0
Printemps (mars, avril, mai).......... 1,324   —   26 à 27 —
Été (juin, juillet, août).................. 996   —   19 à 20 —
Automne (septemb., octob., novemb.) 1,122   —   22 à 23 —

Influence de la misère.

Il est mort, dans les divers hospices de la ville.. 1,063 vieillards;
Dans les bureaux de bienfaisance................ 325 —
Dans d'autres conditions notoirement indi-
gentes.. 212 ..

TOTAL............... 1,600 vieillards,

Ainsi, sur 100 vieillards qui meurent, 31 à 32 sont dans la misère.
Ils n'ont pu, durant une longue carrière, acquérir des moyens d'existence pour leurs derniers jours.

Bien plus, il est certain que cette misère où languissent tant de
vieillards devient un nouvel élément de destruction sénile. Un grand
nombre, parmi eux, pourraient encore aborder des rivages plus loin-
tains, s'ils n'étaient pas arrêtés en route par la disette.

Néanmoins, pour bien préciser l'action de la misère sur la longévité, il faudrait avoir un élément indispensable à la solution du problème : le nombre des individus vivant dans l'indigence. Mais on
comprend toute la difficulté qu'il y a pour recueillir un pareil document.

Influence de l'aisance.

Le nombre des vieillards ayant succombé dans les conditions
notoires de l'aisance est de 707.

Ainsi, sur 100 vieillards qui meurent, 13 à 14 succombent au milieu
des conditions de l'aisance. Nous sommes obligé de répéter ici ce
que nous venons de dire sur l'action de la misère : il nous faudrait le
nombre des vieillards vivant dans l'aisance, pour en apprécier suffisamment l'influence salutaire. En résumé, on peut dire que, parmi
100 vieillards vivant dans l'aisance, le nombre des décès est de
beaucoup inférieur à celui qu'on pourrait trouver parmi 100 vieillards
vivant dans l'indigence.

Influence du célibat.

L'ensemble des conditions hygiéniques produites par le célibat est loin d'être identique à celui des conditions semblables produites par le mariage. C'est surtout dans la période sénile que l'influence de ces diverses conditions doit être sensible. En se plaçant au point de vue de l'intérêt purement individuel, on peut se poser la question suivante : « Le célibat est-il utile ou nuisible à la longévité? » — Notre population sénile renferme environ 1,640 célibataires; il meurt à peu près 160 individus par an au milieu d'eux, ce qui fait 9.07 0/0, — tandis que parmi les 12,821 vieillards bordelais sans distinction d'état civil, la mortalité annuelle n'est que de 7.90 0/0, et parmi les 11,171 vieillards mariés, 7.50 0/0. Donc, le célibat contrarie la longévité.

Influence des professions.

Chaque profession produit un milieu hygiénique qui lui est propre. Il est souvent difficile d'isoler les divers autres éléments qui s'y introduisent pour en masquer l'action directe; mais son existence et son influence n'en sont pas moins réelles.

Nous avions établi déjà depuis longtemps divers groupes professionnels où se trouvent réunis les éléments les plus similaires, au point de vue hygiénique. Nous savons bien qu'il nous faudrait un double de ces groupes, l'un vivant, l'autre mortuaire, pour en tirer des conclusions précises; mais de pareils documents ne sont pas en notre possession.

Le tableau suivant donnera le nombre des décès généraux appartenant à chaque groupe professionnel, sur le total des 19,010, pendant cinq ans, puis le nombre des décès séniles survenus dans le groupe :

GROUPES PROFESSIONNELS	DÉCÈS généraux fournis PAR LE GROUPE	DÉCÈS séniles fournis PAR LE GROUPE
Professions masculines purement matérielles :		
Manœuvres, journaliers, terrassiers, portefaix, sac-quiers, rouleurs, arrimeurs......	856	241 — 28 0/0
Professions féminines à gages :		
Journalières, domestiques, cuisinières.............	793	299 — 30 0/0
Professions féminines ouvrières :		
Tailleuses, couturières, lingères, modistes, fleuristes, bordeuses, brodeuses, chapelières, tapissières......	356	56 — 15 0/0
Propriétaires-rentiers (hommes seulement)........	310	241 — 77 0/0
Professions en contact avec les métaux, le feu, la vapeur :		
Serruriers, cloutiers, chaudronniers, ferblantiers, fondeurs, mécaniciens, verriers, faïenciers, chauffeurs, raffineurs, poêliers, potiers......	292	76 — 26 0/0
Employés de divers ordres, commis............	278	107 — 38 0/0
Marins, capitaines de navire, bateliers.............	252	51 — 20 0/0
Professions agricoles :		
Jardiniers, vignerons, laboureurs.................	238	120 — 50 0/0
Cordonniers, bottiers....	217	95 — 13 0/0
Professions militaires de tout grade............	216	73 — 33 0/0
Menuisiers, ébénistes, bâtonniers, sculpteurs, tourneurs, chaisiers, caissiers............	205	43 — 20 0/0
Professions à bâtisse :		
Tailleurs de pierre, maçons, plâtriers, couvreurs, paveurs, marbriers, cantonniers.................	182	78 — 42 0/0
Tonneliers................	173	81 — 47 0/0
Négociants, financiers, gros industriels, gros marchands	161	87 — 53 0/0
Charretiers, cochers, vachers......................	160	37 — 23 0/0
Marchands d'un rang inférieur......................	157	71 — 45 0/0
Charpentiers........................	118	47 — 39 0/0
Professions infimes (hommes seulement):		
Mendiants, ramoneurs, décrotteurs, chiffonniers, colporteurs, saltimbanques, remouleurs......	109	46 — 42 0/0
Boulangers, pâtissiers, cuisiniers, confiseurs........	98	31 — 31 0/0
Professions libérales :		
Officiers ministériels, magistrats, avocats, médecins, pharmaciens, ingénieurs, hauts employés du gouvernement............	96	46 — 47 0/0
Tailleurs d'habits.............	97	39 — 39 0/0
Blanchisseuses..................	64	43 — 00 0/0
Peintres.....	64	8 — 00 0/0
Domestiques mâles..................	58	13 — 00 0/0
État religieux (femmes).............	78	11 — 00 0/0
Lisseuses	18	10 — 00 0/0

GROUPES PROFESSIONNELS	DÉCÈS généraux fournis PAR LE GROUPE	DÉCÈS séniles fournis PAR LE GROUPE
Scieurs de long	38	8 — 00 0,0
Aubergistes, cafetiers, restaurateurs	34	10 — 00 0,0
État religieux (hommes)	33	13 — 00 0,0
Chapeliers	32	8 — 00 0,0
Coiffeurs, perruquiers	32	7 — 00 0,0
Professeurs (hommes)	39	18 — 00 0,0
Lithographes, typographes	28	7 — 00 0,0
Bouchers, charcutiers	29	12 — 00 0,0
Tisserands, cordiers, fileurs	26	10 — 00 0,0
Douaniers, octroiens	37	19 — 00 0,0
Horlogers, bijoutiers, graveurs	21	1 — 00 0,0
Voiliers	19	6 — 00 0,0
Tanneurs, corroyeurs	17	1 — 00 0,0
Ouvrières aux tabacs	16	3 — 00 0,0
Papetiers, relieurs, cartonniers	15	3 — 00 0,0
Charbonniers	11	3 — 00 0,0
Tapissiers	11	3 — 00 0,0
Sabotiers, formiers	11	3 — 00 0,0
Selliers-carrossiers	11	1 — 00 0,0
Facteurs	10	2 — 00 0,0
Teinturiers	10	1 — 00 0,0

Nous nous contenterons de publier ces chiffres, sans en tirer des conclusions qui nous paraîtraient prématurées. Il est visible que des conclusions, dans un pareil ordre de faits, ne sont légitimes que quand elles ressortent de chiffres suffisamment élevés, où les circonstances fortuites sont totalement neutralisées par la masse des circonstances régulières.

Influence du lieu d'origine.

Bordeaux ne peut réclamer pour lui qu'une bien faible part des vieillards qui meurent dans son sein, et il nous est possible de rendre aux différents pays les colonies séniles qui leur reviennent. Dans notre groupe de 5,069 décès, le lieu de naissance est désigné pour 4,922 individus.

Ainsi, 1,881 vieillards sont nés à Bordeaux, proportion bien faible, et qui doit être la reproduction exacte de ce qui existe dans la population vivante.

La part qui revient au reste du département est de 1,223. Tout le département de la Gironde a donc fourni un total de 3,104 : ce qui fait, pour les trois groupes précédents : 38 à 39 0/0, 24 à 25 0/0, et 63 à 64 0/0.

Voici la distribution des 1,818 autres décès séniles :

Basses-Pyrénées.	199	Hérault.	11
Lot-et-Garonne.	166	Moselle.	10
Dordogne.	151	Seine-et-Oise	10
Charente-Inférieure.	115	Creuse.	10
Cantal.	89	Vienne.	10
Charente.	73	Pas-de-Calais.	9
Landes.	72	Somme.	8
Haute-Garonne	66	Sarthe	8
Seine.	49	Bouches-du-Rhône	8
Corrèze	48	Côte-d'Or.	8
Gers	44	Nièvre	8
Tarn-et-Garonne.	42	Isère	8
Lot.	41	Nord	7
Hautes-Pyrénées.	33	Savoie	6
Loire-Inférieure	24	Indre.	6
Ariége	23	Seine-et-Marne	5
Rhône	22	Indre-et-Loire	5
Morbihan.	22	Var.	5
Finistère.	20	Yonne	5
Haute-Vienne	20	Côtes-du-Nord.	5
Haute-Garonne.	19	Jura	5
Ille-et-Vilaine	19	Meurthe	4
Tarn	18	Calvados.	4
Puy-de-Dôme	16	Drôme.	4
Aude.	15	Haut-Rhin	4
Aveyron	15	Aube.	4
Vendée.	15	Allier.	4
Maine-et-Loire.	13	Ain.	4
Deux-Sèvres.	12	Ardèche	4

Vosges	12	Loir-et-Cher	4
Gard	12	Loire	4
Haute-Loire	11	Saône-et-Loire	4
Marne	4	Hautes-Alpes	3
Manche	3	Aisne	3
Bas-Rhin	3	Haute-Marne	2
Eure	3	Oise	2
Loiret	3	Pyrénées-Orientales	2
Orne	3	Lozère	2

Les départements qui n'ont fourni qu'un décès sont les suivants : Cher, Corse, Eure-et-Loir, Haute-Saône, Basses-Alpes, Doubs, Alpes-Maritimes, Mayenne.

230 décès appartiennent à des pays étrangers à la France, ce qui donne une idée approximative de la sympathie qu'ont ces pays pour Bordeaux, au point de vue de l'émigration :

Espagne	02	Maurice	8
Allemagne	21	Amérique	8
Saint-Domingue	21	Portugal	6
Italie	14	Hollande	6
Angleterre, Irlande	14	Afrique	6
Suisse	12	Pologne	5
Martinique	9	Bourbon	2
Antilles [sic]	9	Danemark	1
Belgique	8	Sans désignation	10
Guadeloupe	8		

Le recensement de 1861 donne à la population bordelaise près de 11,000 étrangers. Alors, la mortalité serait de 2 0/0 parmi eux. Il faut remarquer que cette partie de la population renferme très peu d'enfants.

Causes des décès séniles.

Comment meurent les vieillards? Question très importante pour l'hygiène sénile, mais qu'il n'est pas facile de traiter. Nous donnerons, comme renseignement utile, le tableau suivant, en demandant à la critique de ne pas nous prêter des prétentions que nous n'avons jamais eues. Les causes de décès que nous avons publiées ont été recueillies avec une sollicitude dont on nous a su très peu de gré. Il est vrai que nous n'avions pas la puissante ressource de la *camaraderie*, cette force indispensable au succès du moment, donnant de l'esprit et de la science à ceux qui n'en ont pas ; l'exagérant outre mesure chez ceux qui en ont un peu ; et tout cela, à charge de revanche. Mais le temps, tôt ou tard, met chaque chose à sa place.

D'ailleurs, d'autres grandes villes, comme Paris, Bruxelles, Genève, accueillent avec faveur des travaux pareils faits dans leur sein, et les sociétés savantes les encouragent. Nous avons en main des preuves nombreuses que les nôtres ne sont pas dédaignés.

Sur les 5,069 décès séniles, la cause est connue pour 4,595.

Voici la liste des causes mortuaires, avec le nombre des décès attribués à chacune d'elles :

Congestion, apoplexie cérébrales	880 décès	10 0/0
Bronchite, catarrhe pulmonaire.	672 —	14
Marasme sénil	602 —	13
Maladies de cœur	326 —	7
Pneumonies, pleurésies	302 —	6
Asthme.	272 —	5
Cancer	222 —	4
Hydropisie	146 —	3
Diarrhée, entérite, gastro-entérite.	136 —	2
Maladies des voies génito-urinaires	110 —	2
Mort accidentelle.	99 —	1
Érysipèle, gangrène, phlegmon	92 —	1
Affections pulmonaires diverses.	84 —	1
Hernie étranglée.	71 —	1
Maladies du foie	65 —	1
Phthisie pulmonaire	53 —	1
Rhumatisme, goutte.	51 —	1
Dyssenterie.	45 —	»
Gastrite.	38 —	»
Ramollissement cérébral.	32 —	»
Fièvre intermittente.	31 —	»
Fièvre typhoïde ou état typhoïde	27 —	»
Maladies cutanées.	24 —	»
A reporter.	4,410 décès	»

Report.	4,410 décès	»
Affections cérébrales diverses.	21 —	»
Maladies de la moelle épinière.	19 —	»
Diverses hémorrhagies.	19 —	»
Infirmités (sans autre désignation)	18 —	»
Mort subite (sans autre spécification).	13 —	»
Résorption, infection purulente.	12 —	»
Paralysie générale progressive.	11 —	»
État nerveux général.	10 —	»¹
Affections utérines diverses (autres que le cancer)	9 —	»
Affections de l'estomac (sans autre désignation.	9 —	»
Abcès.	9 —	»
Anévrisme (hors du cœur).	8 —	»
Affections des voies aériennes (en dehors des bronches)	7 —	»
Anthrax charbon.	7 —	»
Tumeurs abdominales (non spécifiées)	6 —	»
Névralgies diverses	6 —	»
Péritonite.	5 —	»
Étranglement interne	4 —	»
Épilepsie.	3 —	»
Choléra sporadique.	3 —	»
Diverses maladies ¡.	16 —	»
TOTAL.	4,595 décès	»

Visiblement, les maladies auxquelles succombent le plus habituellement les vieillards sont les congestions et les apoplexies de cerveau, les bronchites et les catarrhes pulmonaires, le marasme, les maladies de cœur, les pleurésies et les pneumonies.

Comme complément de nos travaux sur la mortalité générale de Bordeaux, sur celle des enfants et sur celle des vieillards, nous publierons prochainement la statistique comparée des mort-nés.

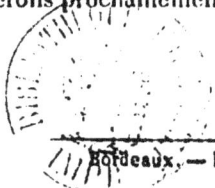

Bordeaux. — Imprimerie LAVERTUJON, 7, rue des Treilles.

www.ingramcontent.com/pod-product-compliance
Lightning Source LLC
Chambersburg PA
CBHW050453210326
41520CB00019B/6190